EL CÁNCER MUERE

CUANDO COMES ESTOS 11 PRODUCTOS

"¡Descubre los 11 productos naturales que ayudan a combatir el
cáncer! No te pierdas este ebook y aprende cómo tu alimentación puede
marcar la diferencia en tu salud. Lee este libro ahora y transforma
tu vida. #SaludNatural #CáncerPrevención #ViveMejor"
¿Qué te parece?

"CÁNCER MUERE CUANDO COMES ESTOS 11 PRODUCTOS":

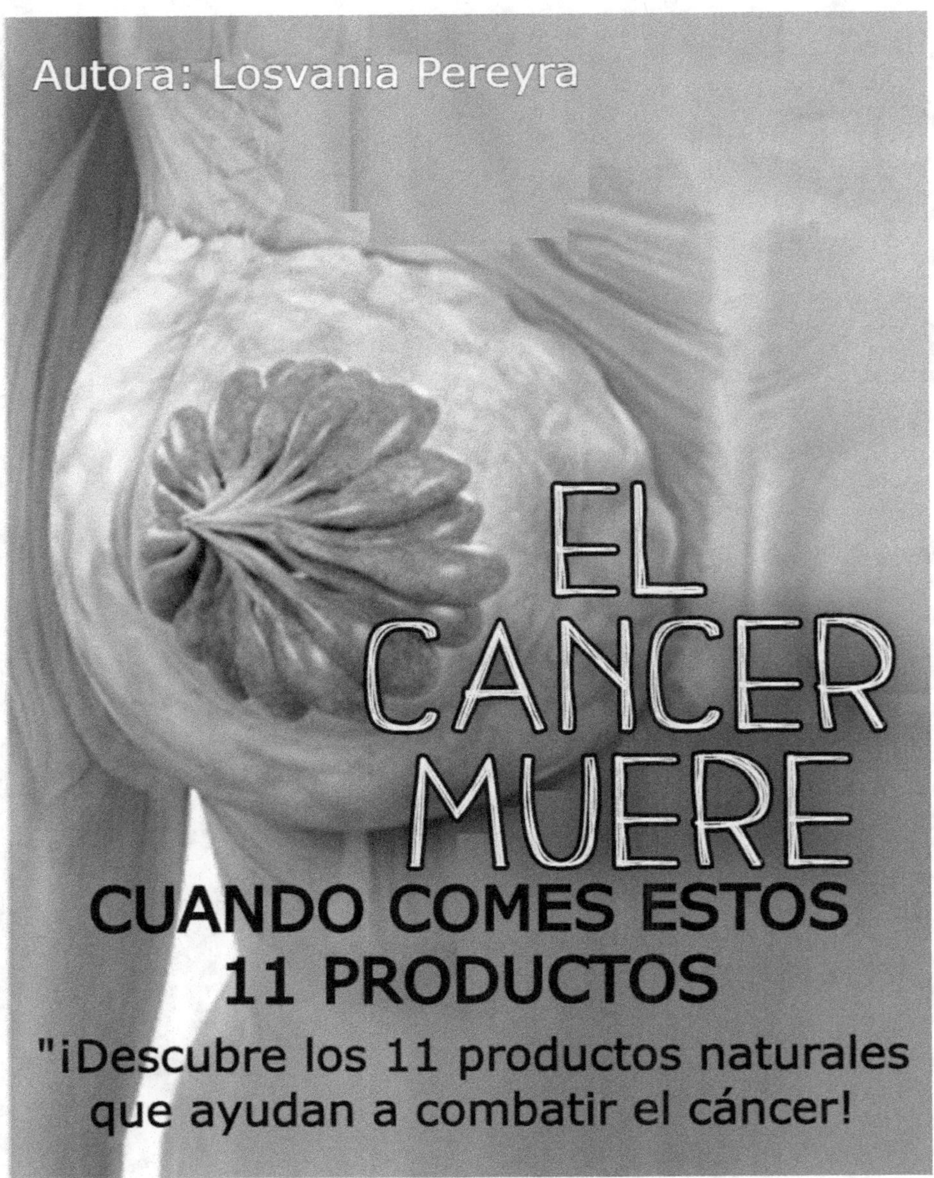

Portada

ÍNDICE

Este índice proporciona un enfoque claro sobre cada producto, sus beneficios y formas prácticas de incorporarlos a la dieta. ¿Te gustaría añadir algo más o ajustar alguna sección?

Introducción

En el mundo actual, el cáncer se ha convertido en una de las enfermedades más temidas y devastadoras. Cada año, millones de personas son diagnosticadas con diversos tipos de cáncer, lo que genera un gran impacto no solo en los pacientes, sino también en sus familias y comunidades. Aunque la ciencia médica ha avanzado significativamente en su tratamiento, la prevención sigue siendo una de las mejores estrategias para combatir esta enfermedad. Una de las formas más efectivas de prevenir el cáncer está directamente relacionada con algo que todos hacemos a diario: comer.

La conexión entre la dieta y el cáncer ha sido objeto de un extenso estudio en las últimas décadas. Numerosas investigaciones han demostrado que ciertos alimentos tienen propiedades anticancerígenas, ayudando no solo a prevenir la aparición de tumores, sino también a frenar el crecimiento de células cancerosas en aquellos que ya han sido diagnosticados.

Estos alimentos no solo son nutritivos y saludables, sino que también contienen compuestos bioactivos capaces de neutralizar los radicales libres, reducir la inflamación y estimular el sistema inmunológico.

Este libro, titulado *CÁNCER MUERE CUANDO COMES ESTOS 11 PRODUCTOS*, tiene como objetivo proporcionarte información detallada sobre 11 productos naturales que, según estudios científicos, pueden ayudar a prevenir y combatir el cáncer. A lo largo de estas páginas, aprenderás sobre las propiedades beneficiosas de cada uno de estos alimentos, cómo funcionan en tu cuerpo y, lo más importante, cómo incorporarlos en tu dieta diaria de manera práctica y deliciosa.

Más allá de una simple lista de alimentos, este libro te ofrece una guía práctica para integrar estos productos en tu vida diaria. No solo te explicaremos por qué cada uno de estos alimentos es poderoso en la lucha contra el cáncer, sino que también te daremos recetas, consejos y sugerencias para que puedas aprovechar al máximo sus beneficios. Comer sano no tiene que ser complicado ni aburrido; de hecho, puede ser una experiencia enriquecedora y llena de sabor.

La ciencia nos muestra que pequeñas acciones diarias, como elegir los alimentos adecuados, pueden tener un impacto significativo en nuestra salud a largo plazo. Los productos naturales que presentamos en este libro son fáciles de encontrar y asequibles, lo que significa que cualquier persona, sin importar su situación económica, puede beneficiarse de ellos. Además, consumir estos alimentos no solo mejora tu salud a nivel celular, sino que también fortalece tu cuerpo en su conjunto, protegiéndote contra diversas enfermedades crónicas.

Este enfoque basado en la alimentación no debe considerarse como una cura milagrosa o un sustituto del tratamiento médico convencional. Más bien, es un complemento poderoso que puede potenciar la eficacia de otros tratamientos y mejorar tu calidad de vida. La nutrición adecuada es un aliado fundamental en la lucha contra el cáncer, y es algo que está al alcance de todos.

En resumen, este libro es una invitación a transformar tu relación con los alimentos y, en última instancia, con tu salud. Los 11 productos que exploraremos no solo son deliciosos y versátiles, sino que también pueden marcar una diferencia real en tu bienestar y en la prevención de una de las enfermedades más temidas de nuestro tiempo. Te animamos a embarcarte en este viaje de conocimiento y empoderamiento, donde aprenderás que cada bocado puede ser un paso hacia una vida más saludable y libre de cáncer.

¡Comencemos este camino hacia una vida más saludable y consciente a través de la alimentación!

INTRODUCCIÓN:

Importancia de la alimentación en la prevención y tratamiento del cáncer

El cáncer es una enfermedad compleja que surge cuando las células del cuerpo comienzan a crecer de manera descontrolada, invadiendo tejidos cercanos y, a veces, diseminándose a otras partes del cuerpo. Si bien las causas exactas del cáncer pueden variar e incluir factores genéticos, ambientales y de estilo de vida, se ha demostrado de manera concluyente que la alimentación juega un papel crucial tanto en la prevención como en el tratamiento de esta enfermedad.

Desde tiempos antiguos, la relación entre lo que comemos y nuestra salud ha sido objeto de debate y observación. Sin embargo, en las últimas décadas, los avances científicos han arrojado luz sobre la conexión directa entre la dieta y la aparición de diversas enfermedades crónicas, incluido el cáncer. La Organización Mundial de la Salud (OMS) estima que aproximadamente un tercio de los casos de cáncer están directamente relacionados con factores dietéticos y de estilo de vida. Esto significa que lo que ponemos en nuestro plato cada día puede influir profundamente en nuestra propensión a desarrollar cáncer o en nuestra capacidad para combatirlo si ya se ha manifestado.

Una alimentación basada en productos naturales y ricos en nutrientes puede ofrecer protección contra ciertos tipos de cáncer debido a los compuestos bioactivos presentes en alimentos como frutas, verduras, especias, granos enteros y grasas saludables. Estos compuestos tienen la capacidad de reducir la inflamación, neutralizar los radicales libres, apoyar la desintoxicación del organismo, y fortalecer el sistema inmunológico. Por el contrario, una dieta rica en alimentos procesados, azúcares refinados, grasas trans y carnes rojas o procesadas ha sido asociada con un mayor riesgo de desarrollar varios tipos de cáncer, como el de colon, mama y próstata.

¿Cómo influyen los alimentos en la salud celular?

Para entender mejor cómo la alimentación puede prevenir y tratar el cáncer, es esencial comprender cómo influyen los alimentos en la salud celular. El cuerpo humano está compuesto por trillones de células que dependen de una variedad de nutrientes para realizar sus funciones adecuadamente. Los alimentos que consumimos no solo proporcionan energía, sino que también suministran los bloques de construcción necesarios para mantener y reparar las células, así como para protegerlas contra daños.

Uno de los mecanismos clave por los cuales los alimentos afectan la salud celular es a través de los antioxidantes. Estos son compuestos presentes en muchos alimentos naturales que tienen la capacidad de neutralizar los radicales libres, moléculas inestables que pueden dañar las células y su ADN, lo que puede llevar a mutaciones que, a su vez, desencadenan el crecimiento descontrolado característico del cáncer. Frutas y verduras coloridas, como los arándanos, las espinacas y las zanahorias, son especialmente ricas en antioxidantes como las vitaminas C y E, los polifenoles y los flavonoides.

Además de los antioxidantes, muchos alimentos contienen fitonutrientes, compuestos químicos naturales que poseen propiedades protectoras para las células. Por ejemplo, el brócoli y otras verduras crucíferas contienen sulforafano, un compuesto que ha mostrado capacidad para activar las enzimas desintoxicantes del cuerpo, ayudando a eliminar sustancias carcinógenas antes de que puedan dañar las células. La cúrcuma, una especia común en la cocina asiática, contiene curcumina, que ha sido estudiada extensamente por su capacidad para inhibir la proliferación de células cancerosas e inducir la apoptosis (muerte celular programada) en células malignas.

Otro aspecto importante es el papel de la inflamación crónica en la aparición del cáncer. La inflamación es una respuesta natural del cuerpo para combatir infecciones o lesiones, pero cuando se vuelve crónica, puede dañar tejidos y crear un entorno propicio para el crecimiento de tumores. Algunos alimentos, como las grasas trans y los azúcares refinados, pueden promover la inflamación en el cuerpo, mientras que otros, como los ácidos grasos omega-3 presentes en las nueces y el salmón, pueden reducir la inflamación y, por lo tanto, reducir el riesgo de cáncer.

La microbiota intestinal también desempeña un papel vital en la salud celular y, por ende, en la prevención del cáncer. La salud del intestino está influenciada directamente por la dieta, y una alimentación rica en fibra y alimentos fermentados como el yogur y el kimchi puede mejorar el equilibrio de bacterias beneficiosas en el intestino. Estas bacterias no solo ayudan en la digestión, sino que también apoyan la función inmunológica, producen compuestos protectores y ayudan a eliminar toxinas potencialmente cancerígenas del cuerpo.

Finalmente, los alimentos que consumimos pueden influir en la expresión genética a través de un proceso llamado epigenética. Los compuestos presentes en ciertos alimentos pueden activar o desactivar genes que controlan el crecimiento celular, lo que significa que la dieta puede influir directamente en los procesos biológicos que desencadenan o previenen el cáncer. Por ejemplo, el resveratrol, un compuesto presente en las uvas y el vino tinto, ha demostrado la capacidad de activar genes que protegen las células contra el daño oxidativo y reducir la expresión de genes que promueven el crecimiento tumoral.

En resumen, los alimentos tienen un impacto directo en la salud celular y, por ende, en la prevención y tratamiento del cáncer. Al elegir alimentos ricos en antioxidantes, fitonutrientes y compuestos antiinflamatorios, podemos ayudar a proteger nuestras células del daño y reducir el riesgo de desarrollar cáncer. Al mismo tiempo, evitamos aquellos alimentos que pueden aumentar la inflamación, dañar el ADN o crear un entorno favorable para el crecimiento de tumores. Una alimentación consciente, rica en productos naturales, no solo mejora nuestra salud en general, sino que también se convierte en una poderosa herramienta en la lucha contra el cáncer.

CAPÍTULO 1: BRÓCOLI Y VERDURAS CRUCÍFERAS

Propiedades anticancerígenas de las Crucíferas

El brócoli, junto con otras verduras crucíferas como la col rizada, el repollo, la coliflor, las coles de Bruselas y el bok choy, es ampliamente reconocido por sus propiedades anticancerígenas. Estas verduras pertenecen a la familia de las *Brassicaceae*, y su consumo regular ha sido asociado con una reducción significativa en el riesgo de varios tipos de cáncer, incluidos los de mama, colon, pulmón, próstata y estómago.

Uno de los compuestos más potentes que se encuentran en las verduras crucíferas es el *sulforafano*, una sustancia bioactiva que se libera cuando estas verduras son masticadas o trituradas. El sulforafano ha sido objeto de numerosos estudios debido a su capacidad para desactivar carcinógenos (sustancias que pueden provocar cáncer) y proteger las células del daño en el ADN. Además, este compuesto promueve la apoptosis (la muerte programada de células dañadas o cancerosas) y evita la angiogénesis, es decir, la formación de nuevos vasos sanguíneos que los tumores necesitan para crecer y expandirse.

Otra sustancia importante presente en estas verduras es el *indol-3-carbinol* (I3C), que también ha mostrado un gran potencial para prevenir el desarrollo del cáncer. El I3C ayuda a equilibrar los niveles hormonales, lo que resulta especialmente beneficioso en la prevención del cáncer de mama y otros cánceres hormonodependientes, al modificar la forma en que los estrógenos se metabolizan en el cuerpo.

Las crucíferas también están repletas de *antioxidantes* como la vitamina C, el betacaroteno y la vitamina E, que protegen las células del daño causado por los radicales libres. Este daño oxidativo puede desencadenar mutaciones en el ADN que conducen al desarrollo de cáncer, por lo que la inclusión regular de verduras crucíferas en la dieta es un método poderoso para mitigar estos riesgos.

Además de estos compuestos, las crucíferas son ricas en *fibras dietéticas*, que juegan un papel importante en la salud digestiva. La fibra facilita la eliminación de toxinas y carcinógenos potenciales del intestino, lo que es especialmente importante en la prevención del cáncer colorrectal. Al mejorar la motilidad intestinal y promover una flora intestinal saludable, estas verduras contribuyen a un sistema digestivo más fuerte y menos vulnerable a la formación de tumores.

Cómo Consumirlo: Crudo, al Vapor o en Jugos Detox

Existen diversas formas de consumir el brócoli y otras verduras crucíferas, cada una de las cuales tiene un impacto diferente en la conservación de sus propiedades anticancerígenas. Aquí exploramos las mejores maneras de incluir estas poderosas verduras en tu dieta para maximizar sus beneficios.

1. Crudo: Consumir brócoli y otras crucíferas crudas es una de las formas más eficaces de preservar los niveles de sulforafano y otros compuestos anticancerígenos. Cuando estas verduras se mastican o se cortan, se produce una reacción que convierte el glucosinolato en sulforafano. Para disfrutar del brócoli crudo, puedes incorporarlo en ensaladas, rallarlo para agregarlo a platos o incluso incluirlo en batidos verdes. Algunas personas prefieren sumergir los floretes de brócoli crudos en aderezos saludables como hummus o salsas de yogur, lo que también añade un toque delicioso.

2. Al Vapor: El método de cocción al vapor es una opción excelente porque preserva la mayoría de los nutrientes sin destruir los compuestos anticancerígenos sensibles al calor, como el sulforafano. A diferencia de hervir, que puede hacer que algunos de los nutrientes se filtren en el agua de cocción, cocinar al vapor mantiene las vitaminas y minerales en la verdura. Lo ideal es cocerlas al vapor por no más de 3-5 minutos para que mantengan su textura crujiente y sus propiedades beneficiosas. El brócoli al vapor puede ser el acompañamiento perfecto para cualquier comida, o puedes añadirlo a platos como sopas o revueltos.

3. En Jugos Detox: Incorporar brócoli y crucíferas en jugos o batidos detox es una excelente manera de aprovechar sus beneficios de manera rápida y eficiente. El jugo verde, que suele incluir brócoli, espinacas, col rizada y otros ingredientes como manzana o pepino, proporciona una dosis concentrada de antioxidantes, fibras y vitaminas esenciales. Es importante recordar que el brócoli crudo en jugos puede tener un sabor fuerte, por lo que mezclarlo con frutas más dulces o cítricos puede equilibrar el sabor. Este tipo de bebidas son ideales por la mañana o como un impulso nutritivo en cualquier momento del día.

Además del brócoli, otras crucíferas como la col rizada y las coles de Bruselas también pueden incluirse en batidos o jugos detox. Estas verduras no solo proporcionan un gran aporte de nutrientes, sino que también ayudan a eliminar toxinas del cuerpo, lo que mejora la salud celular y contribuye a la prevención del cáncer.

Consejo adicional: Para obtener la máxima cantidad de sulforafano, considera la posibilidad de incorporar *brotes de brócoli* en tu dieta. Estos brotes jóvenes contienen niveles mucho más altos de sulforafano que el brócoli maduro. Puedes añadirlos a ensaladas, batidos o utilizarlos como guarnición en tus platos habituales. Los brotes no requieren cocción, por lo que son una forma fácil y efectiva de beneficiarse de los potentes compuestos anticancerígenos que estas plantas ofrecen.

En resumen, consumir brócoli y otras verduras crucíferas de manera regular, ya sea crudas, al vapor o en jugos detox, es una estrategia nutricional poderosa para prevenir el cáncer. Estas verduras no solo son versátiles y deliciosas, sino que también están repletas de compuestos bioactivos que pueden ayudar a combatir la enfermedad a nivel celular.

CAPÍTULO 2: AJO

El Poder del Ajo en la Prevención del Cáncer

El ajo ha sido venerado por sus propiedades medicinales durante miles de años y, en las últimas décadas, se ha convertido en el foco de numerosas investigaciones científicas debido a su capacidad para prevenir el cáncer. Los estudios han demostrado que el ajo contiene compuestos bioactivos que pueden ayudar a inhibir la formación de células cancerosas, retrasar el crecimiento tumoral y estimular la reparación del ADN. El consumo regular de ajo ha sido vinculado a una disminución del riesgo de varios tipos de cáncer, incluidos los de estómago, colon, esófago, páncreas, mama y próstata.

El principal compuesto anticancerígeno del ajo es la *alicina*, un compuesto que se libera cuando el ajo es machacado o cortado. La alicina tiene potentes propiedades antioxidantes, antibacterianas y antiinflamatorias que protegen las células del cuerpo contra el daño que pueden causar los carcinógenos. Además, la alicina ayuda a desintoxicar el cuerpo al aumentar la actividad de las enzimas hepáticas responsables de eliminar toxinas y carcinógenos. Esta desintoxicación ayuda a reducir el riesgo de mutaciones celulares que pueden desencadenar el crecimiento canceroso.

El ajo también contiene *ajoeno* y *diallil disulfuro*, compuestos de azufre que han demostrado la capacidad de inhibir la proliferación de células cancerosas e inducir la apoptosis (muerte celular programada) en varios tipos de cáncer. Estos compuestos actúan interrumpiendo las señales que permiten a las células cancerosas multiplicarse descontroladamente. También inhiben la angiogénesis, es decir, la formación de nuevos vasos sanguíneos que los tumores necesitan para crecer y expandirse.

Otro aspecto importante del ajo es su capacidad para fortalecer el sistema inmunológico. El consumo regular de ajo puede aumentar la actividad de las células inmunitarias, como los linfocitos y los macrófagos, que juegan un papel crucial en la detección y destrucción de células anormales o cancerosas. Un sistema inmunológico más fuerte es esencial en la lucha contra el cáncer, ya que puede ayudar a identificar y eliminar las células cancerígenas antes de que se conviertan en tumores peligrosos.

El ajo también tiene efectos antiinflamatorios, lo que es crucial para la prevención del cáncer, ya que la inflamación crónica puede dañar los tejidos y crear un entorno favorable para el desarrollo de tumores. Además, los antioxidantes presentes en el ajo ayudan a neutralizar los radicales libres, que son moléculas inestables que pueden dañar el ADN y desencadenar mutaciones cancerosas. El ajo, con su potente combinación de antioxidantes y compuestos de azufre, es uno de los aliados más fuertes en la prevención del cáncer a través de la dieta.

Cómo Consumirlo: Crudo, en Infusiones o como Condimento

El ajo es extremadamente versátil en la cocina, y existen varias maneras de consumirlo para aprovechar al máximo sus propiedades anticancerígenas. A continuación, se presentan las formas más efectivas de incluir el ajo en tu dieta diaria:

1. Crudo: Consumir ajo crudo es una de las mejores formas de aprovechar sus compuestos anticancerígenos, especialmente la alicina, que es más potente cuando el ajo no ha sido cocido. La clave para maximizar el contenido de alicina es cortar o machacar el ajo y dejarlo reposar durante unos 10 minutos antes de consumirlo. Esto permite que la enzima *aliinasa* convierta la aliina en alicina. Puedes consumir ajo crudo de varias maneras: añadirlo a ensaladas, untarlo en pan integral, mezclarlo con miel para suavizar su sabor fuerte o incluso ingerirlo directamente en pequeños trozos si prefieres un enfoque más concentrado. Sin embargo, es importante tener en cuenta que el ajo crudo puede ser fuerte para algunas personas, por lo que es recomendable empezar con pequeñas cantidades.

2. En Infusiones: Las infusiones de ajo son otra manera eficaz de consumir este poderoso alimento. Hervir ajo en agua y beber la infusión puede ayudar a desintoxicar el cuerpo y fortalecer el sistema inmunológico. Para preparar una infusión de ajo, simplemente machaca uno o dos dientes de ajo y añádelos a una taza de agua caliente. Deja reposar durante unos 10 minutos para que los compuestos del ajo se liberen en el agua. Puedes agregar limón y miel para mejorar el sabor y aumentar los beneficios antioxidantes. Beber esta infusión regularmente puede ser especialmente beneficioso durante la temporada de resfriados y gripes, ya que el ajo también tiene propiedades antivirales.

3. Como Condimento: El ajo es uno de los condimentos más versátiles en la cocina, y agregarlo a tus comidas no solo mejora su sabor, sino que también añade un impulso saludable a tu dieta. Puedes utilizar ajo fresco en una amplia variedad de recetas, desde salsas y aderezos hasta guisos, pastas, carnes y verduras. Cuando cocines con ajo, es importante no sobrecalentarlo, ya que la exposición prolongada al calor puede destruir algunos de sus compuestos bioactivos, como la alicina. Para evitar esto, añade el ajo hacia el final del proceso de cocción o cocínalo a baja temperatura. También puedes asar los dientes de ajo enteros, lo que suaviza su sabor y mantiene muchos de sus beneficios nutricionales.

Una forma particularmente deliciosa de disfrutar del ajo como condimento es en salsas como el pesto o la salsa de ajo para untar. Estas salsas pueden ser usadas en una variedad de platos, como pastas, ensaladas o simplemente untadas en pan integral.

Consejo adicional: El *ajo negro* es otra opción interesante. Se trata de un ajo fermentado a bajas temperaturas durante semanas, lo que lo hace más suave en sabor y dulce, pero sin perder sus propiedades anticancerígenas. De hecho, algunos estudios sugieren que el ajo negro puede tener incluso más poder antioxidante que el ajo fresco debido a los cambios químicos que ocurren durante el proceso de fermentación. Puedes consumir ajo negro en ensaladas, salsas o como un bocadillo saludable.

En resumen, el ajo es una de las herramientas más poderosas que la naturaleza nos ofrece para prevenir el cáncer. Su combinación de antioxidantes, compuestos de azufre y propiedades antiinflamatorias lo convierten en un aliado imprescindible en cualquier dieta orientada a la prevención del cáncer. Ya sea crudo, en infusiones o como condimento en tus platos favoritos, incluir ajo en tu alimentación diaria puede marcar una diferencia significativa en tu salud a largo plazo.

CAPÍTULO 3: CÚRCUMA

La Curcumina como un Potente Antioxidante y Antiinflamatorio

La cúrcuma, una especia dorada que proviene de la raíz de la planta *Curcuma longa*, ha sido utilizada durante siglos en la medicina ayurvédica y tradicional china por sus propiedades medicinales. En el ámbito de la prevención y tratamiento del cáncer, su principal componente activo, la *curcumina*, ha captado la atención de la comunidad científica debido a su potente acción antioxidante, antiinflamatoria y anticancerígena.

La curcumina es un polifenol que actúa neutralizando los radicales libres, moléculas inestables que pueden dañar las células y su ADN, lo que puede conducir a la formación de tumores. Al combatir el estrés oxidativo, la curcumina protege a las células del daño causado por estos radicales libres, lo que es crucial en la prevención de mutaciones que pueden desencadenar el cáncer.

Uno de los mecanismos más importantes por los que la curcumina ejerce su efecto anticancerígeno es su capacidad para reducir la inflamación en el cuerpo. La inflamación crónica es un factor clave en el desarrollo y progresión de muchos tipos de cáncer, ya que puede promover el crecimiento de células tumorales y crear un entorno propicio para la invasión y la metástasis. La curcumina inhibe varias vías inflamatorias en el cuerpo, incluyendo la activación del *factor nuclear kappa B* (NF-kB), una proteína que regula la expresión de genes relacionados con la inflamación y el cáncer. Al bloquear esta proteína y otros mediadores de la inflamación, la curcumina ayuda a detener el crecimiento y la propagación de células cancerosas.

Además, la curcumina ha mostrado ser capaz de inducir la apoptosis, es decir, la muerte programada de células cancerosas, sin dañar las células sanas. Este efecto ha sido estudiado en varios tipos de cáncer, incluidos los de colon, mama, próstata, páncreas y piel. También inhibe la angiogénesis, el proceso por el cual los tumores crean nuevos vasos sanguíneos para nutrirse y expandirse.

Otro aspecto notable de la curcumina es su capacidad para interferir en las vías de señalización celular que las células cancerosas utilizan para proliferar. Al hacerlo, puede ralentizar o detener el ciclo celular, lo que inhibe el crecimiento descontrolado característico del cáncer. Además, la curcumina puede mejorar la eficacia de ciertos tratamientos convencionales contra el cáncer, como la quimioterapia y la radioterapia, haciendo que las células tumorales sean más susceptibles a estos tratamientos.

Aunque la curcumina es extremadamente prometedora, uno de los desafíos con su uso es su biodisponibilidad relativamente baja, es decir, el cuerpo tiene dificultades para absorberla de manera eficiente cuando se consume en pequeñas cantidades. Sin embargo, la ciencia ha encontrado formas de mejorar su absorción, como combinar la curcumina con la piperina (un componente de la pimienta negra), lo que puede aumentar significativamente su biodisponibilidad.

Cómo Consumirlo: En Polvo, Cápsulas o en Infusiones

La cúrcuma es extremadamente versátil y puede consumirse de diversas maneras, cada una con sus ventajas particulares. A continuación, se presentan las formas más comunes de consumir cúrcuma para maximizar sus beneficios anticancerígenos:

1. En Polvo: El polvo de cúrcuma es la forma más tradicional y accesible de consumir esta especia. Puedes agregar cúrcuma en polvo a una variedad de platos, desde curries y guisos hasta sopas, batidos y aderezos para ensaladas. También es popular en la preparación de "leche dorada" o "golden milk", una bebida que combina cúrcuma con leche vegetal, un toque de pimienta negra y jengibre, que se consume por sus propiedades antiinflamatorias y antioxidantes. Para mejorar la absorción de la curcumina, siempre es recomendable combinar la cúrcuma con pimienta negra, ya que la piperina en la pimienta negra puede aumentar la biodisponibilidad de la curcumina en hasta un 2000%.

Ejemplo de Leche Dorada:

- 1 taza de leche vegetal (como almendra o coco)
- 1/2 cucharadita de cúrcuma en polvo
- 1/4 cucharadita de jengibre en polvo o fresco
- Un toque de pimienta negra

- Miel o sirope de agave al gusto

Calienta todos los ingredientes a fuego lento, mezcla bien y disfruta de esta bebida reconfortante y saludable.

2. Cápsulas: Para quienes prefieren una dosis más concentrada o quieren asegurarse de obtener una cantidad efectiva de curcumina, las cápsulas de cúrcuma son una opción conveniente. Las cápsulas suelen contener extracto de curcumina estandarizado, lo que garantiza una dosis precisa de los compuestos bioactivos. Muchas cápsulas también vienen formuladas con piperina para mejorar la absorción. Esta opción es ideal para quienes buscan beneficios terapéuticos específicos, como reducir la inflamación o complementar tratamientos oncológicos bajo la supervisión de un médico.

Dosis sugerida: Las dosis pueden variar, pero en general, los estudios sugieren que 500 a 2000 mg de extracto de curcumina por día pueden ofrecer beneficios terapéuticos. Es importante consultar con un profesional de la salud antes de comenzar un régimen de suplementos de cúrcuma, especialmente si estás bajo tratamiento médico.

3. En Infusiones: Otra forma eficaz y deliciosa de incorporar cúrcuma en tu dieta es a través de infusiones. Las infusiones de cúrcuma son simples de preparar y proporcionan una dosis concentrada de antioxidantes y propiedades antiinflamatorias. Puedes hacer té de cúrcuma simplemente agregando cúrcuma en polvo o rodajas de cúrcuma fresca a agua caliente. Añadir un poco de miel, limón y jengibre puede mejorar el sabor y potenciar los efectos saludables.

Receta básica de Infusión de Cúrcuma:

- 1 taza de agua caliente
- 1/2 cucharadita de cúrcuma en polvo o rodajas de cúrcuma fresca
- Unas gotas de limón fresco
- Miel al gusto

· Un toque de pimienta negra

Mezcla todos los ingredientes y deja reposar durante 5-10 minutos antes de consumir. Esta infusión no solo es revitalizante, sino que también puede ayudar a aliviar la inflamación y fortalecer el sistema inmunológico.

Consejo adicional: Para mejorar aún más la absorción de la curcumina cuando la consumes en polvo o en infusiones, combina la cúrcuma con una fuente de grasa saludable, como aceite de coco o aceite de oliva. La curcumina es soluble en grasa, lo que significa que se absorbe mejor cuando se consume junto con grasas.

En resumen, la cúrcuma, y específicamente su componente activo la curcumina, es un potente antioxidante y antiinflamatorio que puede desempeñar un papel importante en la prevención y el tratamiento del cáncer. Ya sea que la consumas en polvo, en cápsulas o en infusiones, la cúrcuma ofrece una manera natural de apoyar la salud celular, reducir la inflamación crónica y fortalecer el cuerpo contra el cáncer. Integrar esta especia dorada en tu dieta diaria no solo mejora el sabor de tus comidas, sino que también proporciona una poderosa defensa contra enfermedades graves como el cáncer.

CAPÍTULO 4: JENGIBRE

Propiedades Antioxidantes y Antiinflamatorias del Jengibre

El jengibre, una raíz con un sabor picante y aromático, es ampliamente conocido por sus propiedades medicinales, que han sido valoradas durante siglos en diversas culturas. En la lucha contra el cáncer, el jengibre ha demostrado ser una herramienta poderosa debido a su capacidad antioxidante y antiinflamatoria. Sus compuestos activos, como el *gingerol*, *shogaol*, *paradol* y *zingerona*, han sido estudiados por su potencial en la prevención y el tratamiento del cáncer, así como por sus efectos beneficiosos para la salud en general.

Uno de los principales beneficios del jengibre es su acción antioxidante. Los antioxidantes del jengibre ayudan a neutralizar los radicales libres, que son moléculas inestables capaces de dañar el ADN y las células, lo que puede contribuir al desarrollo del cáncer. Al contrarrestar estos radicales libres, el jengibre protege las células de mutaciones que podrían desencadenar tumores cancerosos. Este mecanismo es particularmente importante para reducir el riesgo de cánceres asociados con el envejecimiento y la exposición a toxinas ambientales.

Además de sus propiedades antioxidantes, el jengibre es un potente antiinflamatorio. La inflamación crónica es un factor que contribuye al desarrollo de muchos tipos de cáncer, ya que crea un entorno favorable para el crecimiento de células tumorales y facilita la invasión y expansión de los tumores. Los compuestos del jengibre, especialmente el gingerol, actúan bloqueando varias vías inflamatorias en el cuerpo, como las citoquinas proinflamatorias y las enzimas ciclooxigenasa (COX), que son responsables de la inflamación. Al reducir la inflamación crónica, el jengibre ayuda a proteger los tejidos del cuerpo y reduce el riesgo de que las células inflamadas se vuelvan cancerosas.

El jengibre también ha sido investigado por su capacidad para inducir la apoptosis, o muerte celular programada, en células cancerosas. Este proceso es fundamental para evitar que las células cancerígenas crezcan y se multipliquen sin control. Además, estudios han sugerido que el jengibre puede interferir en las vías de señalización celular de las células tumorales, deteniendo su proliferación y diseminación. Esta capacidad del jengibre de frenar el crecimiento celular lo convierte en un aliado prometedor en la prevención de cánceres de colon, ovario, páncreas, mama, entre otros.

Por otro lado, el jengibre es conocido por su capacidad para aliviar los efectos secundarios del tratamiento contra el cáncer, como las náuseas y los vómitos inducidos por la quimioterapia. Gracias a sus propiedades antieméticas naturales, el jengibre puede ayudar a mejorar la calidad de vida de los pacientes que están recibiendo tratamientos agresivos, aliviando los síntomas sin los efectos secundarios de los medicamentos convencionales.

Cómo Consumirlo: En Té, Rallado en Comidas o en Batidos

El jengibre es increíblemente versátil y puede incorporarse en la dieta de varias maneras deliciosas y saludables. A continuación, se describen las formas más efectivas de consumir jengibre para aprovechar sus propiedades anticancerígenas:

1. En Té: El té de jengibre es una forma popular y relajante de consumir esta raíz y disfrutar de sus beneficios antioxidantes y antiinflamatorios. Para preparar té de jengibre, simplemente corta o ralla una porción de jengibre fresco (aproximadamente 1 a 2 pulgadas) y añádelo a una taza de agua hirviendo. Deja reposar durante 5 a 10 minutos para permitir que los compuestos activos del jengibre se liberen en el agua. Puedes añadir limón, miel o canela para mejorar el sabor y aumentar los beneficios para la salud. Beber té de jengibre regularmente puede no solo ayudar a prevenir el cáncer, sino también aliviar la inflamación y mejorar la digestión.

Receta básica de Té de Jengibre:

- 1 a 2 pulgadas de jengibre fresco rallado o en rodajas
- 1 taza de agua hirviendo
- Jugo de limón al gusto

- Miel opcional para endulzar

Esta infusión es ideal para consumir a lo largo del día, especialmente después de las comidas, para facilitar la digestión y proporcionar un refuerzo antioxidante natural.

2. Rallado en Comidas: Otra excelente manera de incluir jengibre en tu dieta es rallándolo y añadiéndolo directamente a tus comidas. El jengibre fresco rallado es perfecto para agregar un toque picante y aromático a una variedad de platos, desde salteados de verduras hasta sopas, curries, adobos y ensaladas. Al incorporar jengibre en tus comidas, no solo mejoras el sabor, sino que también aumentas la cantidad de antioxidantes y compuestos antiinflamatorios en tu dieta diaria.

El jengibre rallado se mezcla bien con otros ingredientes anticancerígenos como el ajo y la cúrcuma, lo que lo convierte en un complemento perfecto para recetas saludables. También es ideal para marinar carnes o tofu, y añadirlo a caldos o sopas ayuda a potenciar el sistema inmunológico.

Ejemplo de Uso:

- Añade jengibre rallado a una vinagreta casera para ensaladas.
- Úsalo en salteados de vegetales o en platos de fideos asiáticos.
- Mézclalo en adobos para carnes, pollo o pescado para potenciar el sabor y los beneficios para la salud.

3. En Batidos: Los batidos son otra excelente forma de consumir jengibre, especialmente si prefieres incorporarlo en tus desayunos o meriendas. Añadir un pequeño trozo de jengibre fresco a tus batidos no solo agrega un sabor picante y refrescante, sino que también proporciona un impulso adicional de antioxidantes y antiinflamatorios. Combina el jengibre con frutas ricas en antioxidantes como las bayas, el plátano o el mango, junto con vegetales de hoja verde para un batido súper nutritivo.

Receta de Batido con Jengibre:

- 1 taza de espinacas frescas
- 1 plátano maduro
- 1/2 taza de piña fresca
- 1/2 cucharadita de jengibre fresco rallado
- 1 taza de leche de almendras o agua de coco
- Miel o sirope de agave al gusto

Mezcla todos los ingredientes en una licuadora hasta obtener una textura suave. Este batido es refrescante, energético y lleno de nutrientes beneficiosos para la salud celular y la prevención del cáncer.

Consejo adicional: El jengibre deshidratado o en polvo también puede ser utilizado si no tienes jengibre fresco a mano, aunque el jengibre fresco contiene mayores niveles de compuestos activos. Si optas por jengibre en polvo, úsalo en pequeñas cantidades en tus recetas de cocina o incluso espolvoreado sobre frutas frescas.

En resumen, el jengibre, con sus propiedades antioxidantes y antiinflamatorias, es un recurso natural increíblemente valioso en la prevención del cáncer y la promoción de la salud en general. Ya sea que lo consumas en té, rallado en tus comidas o en batidos, incorporar jengibre en tu dieta diaria es una manera sencilla y deliciosa de fortalecer tu sistema inmunológico y protegerte contra enfermedades graves como el cáncer.

CAPÍTULO 5: TÉ VERDE

Catequinas y su Impacto en las Células Cancerosas

El té verde, consumido desde hace siglos, es reconocido por sus múltiples beneficios para la salud, entre ellos su capacidad para prevenir y combatir el cáncer. Lo que hace que el té verde sea tan poderoso son sus altos niveles de *catequinas*, compuestos antioxidantes que juegan un papel fundamental en la protección contra el cáncer. Las catequinas, especialmente el galato de epigalocatequina (EGCG), son los polifenoles más abundantes y activos en el té verde, y son responsables de muchas de sus propiedades medicinales.

El té verde actúa contra el cáncer en varias vías. Las catequinas ayudan a neutralizar los radicales libres, previniendo el daño oxidativo a las células que puede resultar en mutaciones genéticas y, eventualmente, en la formación de tumores. Al reducir este estrés oxidativo, las catequinas protegen el ADN y mantienen la estabilidad celular, lo que es clave en la prevención del cáncer.

Otro mecanismo por el cual el té verde combate el cáncer es inhibiendo la proliferación de células tumorales. Las catequinas del té verde son capaces de interferir en las vías de señalización celular que regulan el crecimiento y la reproducción de las células cancerosas. Estudios han mostrado que el EGCG puede inducir la apoptosis, o muerte celular programada, en células cancerosas sin afectar a las células sanas. Esto es crucial para evitar que los tumores se expandan o se propaguen a otras partes del cuerpo.

Además, las catequinas del té verde pueden inhibir la angiogénesis, el proceso por el cual los tumores desarrollan nuevos vasos sanguíneos para nutrirse y crecer. Al bloquear este proceso, el té verde impide que los tumores reciban los nutrientes que necesitan para proliferar. También puede inhibir la invasión y la metástasis de las células cancerosas, lo que significa que el té verde no solo ayuda a prevenir el desarrollo del cáncer, sino que también puede limitar su diseminación en el cuerpo.

El té verde ha mostrado efectos positivos en la prevención de varios tipos de cáncer, incluidos el cáncer de mama, próstata, piel, pulmón, y colon. Además, su capacidad para potenciar el sistema inmunológico y mejorar la salud cardiovascular lo convierte en un aliado integral para el bienestar general.

Cómo Consumirlo: Como Infusión, en Polvo (Matcha) o en Smoothies

El té verde es increíblemente versátil y puede consumirse de diversas formas para aprovechar sus propiedades anticancerígenas. A continuación, se describen algunas maneras de incorporar el té verde en tu dieta diaria:

1. Como Infusión: La forma más común de consumir té verde es a través de una infusión tradicional. Para preparar una taza de té verde, añade una cucharadita de hojas de té verde o una bolsita de té a una taza de agua caliente (no hirviendo, para evitar que las catequinas se degraden), y déjalo reposar durante 2-3 minutos. El consumo regular de té verde como infusión es una excelente manera de obtener una dosis constante de antioxidantes y catequinas.

Consejo: Para potenciar aún más los beneficios del té verde, añade unas gotas de jugo de limón o lima, ya que la vitamina C puede aumentar la absorción de las catequinas en el cuerpo. Evita añadir leche, ya que puede reducir la eficacia de los antioxidantes.

Receta básica de Té Verde:

- 1 cucharadita de hojas de té verde o una bolsita de té verde
- 1 taza de agua caliente (alrededor de 80°C)
- Unas gotas de jugo de limón opcional

Beber entre 2 y 3 tazas de té verde al día puede proporcionar un refuerzo considerable de antioxidantes y contribuir a la protección contra el cáncer.

2. En Polvo (Matcha): El matcha es una forma concentrada de té verde en polvo, que ofrece una dosis aún mayor de catequinas y antioxidantes. A diferencia del té verde regular, en el que solo se infusionan las hojas, el matcha se produce a partir de las hojas enteras molidas, lo que significa que consumes todo el contenido de catequinas y otros nutrientes. Como resultado, una taza de matcha puede contener hasta 137 veces más catequinas que una taza de té verde estándar.

El matcha se puede preparar como una bebida caliente tradicional o utilizarse en diversas recetas, como batidos, postres, y platos horneados. Para preparar una taza de matcha, mezcla 1/2 cucharadita de matcha en polvo con una pequeña cantidad de agua caliente (no hirviendo), batiéndolo hasta que se forme una espuma. Luego, añade más agua caliente o leche vegetal para completar la bebida.

Receta básica de Matcha Latte:

- 1/2 cucharadita de matcha en polvo
- 1/4 taza de agua caliente (no hirviendo)
- 3/4 taza de leche vegetal (almendra, coco o avena)
- Endulzante opcional (miel, stevia o jarabe de agave)

Mezcla el matcha en el agua caliente hasta que se forme una espuma, y luego añade la leche vegetal caliente. Esta bebida cremosa y antioxidante es perfecta para comenzar el día con un impulso de energía saludable.

3. En Smoothies: El té verde y el matcha también pueden ser añadidos a batidos para una opción refrescante y saludable. Agregar té verde en polvo o una infusión de té verde a tus smoothies es una excelente manera de aumentar el contenido de antioxidantes sin alterar drásticamente el sabor. Combina té verde con frutas como fresas, plátanos o espinacas para crear un batido nutritivo y anticancerígeno.

Receta de Smoothie con Matcha:

- 1 plátano maduro
- 1/2 taza de espinacas frescas
- 1/2 taza de fresas congeladas
- 1/2 cucharadita de matcha en polvo
- 1 taza de leche de almendras o agua de coco
- Miel o stevia al gusto

Mezcla todos los ingredientes en una licuadora hasta obtener una textura suave. Este smoothie no solo es refrescante, sino que también es una fuente concentrada de antioxidantes para combatir el cáncer.

Consejo adicional: Para obtener los mayores beneficios del té verde, consúmelo regularmente y acompáñalo con una dieta rica en frutas y verduras frescas, lo que ayudará a crear un entorno antioxidante dentro del cuerpo que puede reducir el riesgo de cáncer.

En resumen, el té verde es una poderosa fuente natural de antioxidantes y catequinas, especialmente el EGCG, que actúa contra las células cancerosas al proteger las células sanas, inhibir el crecimiento tumoral y reducir la inflamación. Ya sea que lo consumas en infusiones, en polvo (matcha) o en batidos, integrar el té verde en tu dieta diaria es una estrategia simple pero eficaz para fortalecer tu sistema inmunológico y reducir el riesgo de desarrollar cáncer.

CAPÍTULO 6:
FRUTOS ROJOS

El Poder de los Antioxidantes en los Arándanos, Fresas y Frambuesas

Los frutos rojos, como los arándanos, fresas y frambuesas, son conocidos por ser potentes fuentes de antioxidantes, vitaminas y compuestos bioactivos que contribuyen significativamente a la prevención y el tratamiento del cáncer. Estos pequeños frutos están repletos de antocianinas, flavonoides, ácido elágico y otros fitoquímicos, todos los cuales han demostrado tener propiedades anticancerígenas.

Uno de los principales beneficios de los frutos rojos es su alta concentración de antioxidantes. Estos compuestos ayudan a neutralizar los radicales libres que dañan las células y el ADN, y que pueden llevar a la formación de células cancerosas. Los antioxidantes no solo protegen las células del daño oxidativo, sino que también juegan un papel vital en la reparación del ADN y la eliminación de células dañadas, previniendo así la aparición de tumores.

Los arándanos, por ejemplo, son particularmente ricos en antocianinas, los pigmentos que les dan su color azul característico, y que se han asociado con una mayor capacidad para inhibir el crecimiento de células cancerosas y la reducción de la inflamación. Además, los arándanos contienen ácido elágico, un compuesto que puede desactivar ciertas sustancias cancerígenas y retardar el crecimiento de tumores.

Las fresas y frambuesas también son ricas en ácido elágico, así como en otros fitoquímicos que inhiben el desarrollo de células cancerosas y promueven la apoptosis (muerte celular programada) en células tumorales. Estos frutos también actúan bloqueando las enzimas que las células cancerosas necesitan para multiplicarse. Investigaciones han mostrado que los compuestos presentes en las frambuesas y fresas pueden ayudar a prevenir cánceres de esófago, colon, mama y próstata.

Además de sus propiedades antioxidantes y anticancerígenas, los frutos rojos tienen un alto contenido de fibra y vitaminas, como la vitamina C, que apoyan el sistema inmunológico, mejoran la salud digestiva y ayudan a reducir la inflamación, otro factor clave en la prevención del cáncer.

Cómo Consumirlos: Frescos, en Batidos o en Ensaladas

Los frutos rojos son deliciosamente versátiles y pueden integrarse fácilmente en una dieta diaria rica en antioxidantes y nutrientes que ayudan a combatir el cáncer. Aquí te explicamos algunas de las mejores formas de disfrutar estos frutos:

1. Frescos: Consumir frutos rojos frescos es una de las maneras más sencillas y efectivas de aprovechar sus beneficios antioxidantes. Puedes comerlos solos como un tentempié rápido y saludable, o añadirlos a tus comidas como parte de tu desayuno, postre o refrigerio. Los arándanos, fresas y frambuesas frescas son deliciosas y refrescantes, y conservan la mayor cantidad de sus nutrientes cuando se consumen crudas.

Consejo: Para obtener la mayor cantidad de antioxidantes, elige frutos rojos orgánicos o cultivados de manera sostenible, ya que los pesticidas pueden disminuir algunos de sus beneficios saludables.

2. En Batidos: Los batidos son una manera rápida y nutritiva de consumir frutos rojos. Puedes mezclar arándanos, fresas y frambuesas con otros ingredientes saludables como yogur griego, leche vegetal, espinacas y semillas de chía para crear una bebida rica en antioxidantes y fibra. Los batidos son una excelente opción para el desayuno o una merienda, y son fáciles de preparar.

Receta de Batido de Frutos Rojos:

- 1/2 taza de arándanos frescos o congelados
- 1/2 taza de fresas frescas o congeladas
- 1/2 taza de frambuesas frescas o congeladas
- 1 plátano maduro
- 1 taza de leche de almendras o agua de coco
- 1 cucharada de semillas de chía o linaza

Mezcla todos los ingredientes en una licuadora hasta obtener una textura suave. Este batido es rico en antioxidantes y fibra, y es perfecto para un impulso saludable y anticancerígeno.

3. En Ensaladas: Añadir frutos rojos a tus ensaladas no solo aporta color y sabor, sino que también aumenta el contenido nutricional de tu plato. Las fresas, arándanos y frambuesas combinan bien con verduras de hoja verde, como espinacas o rúcula, y con ingredientes como nueces, aguacate y queso feta. Al incorporar frutos rojos en tus ensaladas, puedes disfrutar de una explosión de sabores dulces y ácidos, además de obtener una dosis extra de antioxidantes.

Receta básica de Ensalada con Frutos Rojos:
- 2 tazas de espinacas frescas o rúcula
- 1/2 taza de fresas en rodajas
- 1/4 taza de arándanos
- 1/4 taza de frambuesas
- 1/4 taza de nueces o almendras picadas
- Queso feta o de cabra desmenuzado (opcional)
- Vinagreta de aceite de oliva y vinagre balsámico

Esta ensalada es ligera, fresca y nutritiva, ideal para un almuerzo saludable y antioxidante. Puedes añadir proteínas magras como pollo o tofu para hacerla más sustanciosa.

Consejo adicional: Los frutos rojos congelados también son una opción excelente si no tienes acceso a productos frescos. Los frutos congelados retienen la mayoría de sus nutrientes y pueden ser fácilmente agregados a batidos, avena o postres saludables.

En resumen, los frutos rojos son una poderosa adición a cualquier dieta anticancerígena gracias a su riqueza en antioxidantes y compuestos bioactivos que protegen las células del daño oxidativo y previenen el desarrollo de tumores. Ya sea que los consumas frescos, en batidos o como parte de una ensalada, los arándanos, fresas y frambuesas ofrecen una forma deliciosa y efectiva de fortalecer tu salud y reducir el riesgo de cáncer.

CAPÍTULO 7: ZANAHORIAS

Betacarotenos y su Efecto Protector contra el Cáncer

Las zanahorias, conocidas por su característico color naranja brillante, son una fuente abundante de betacarotenos, un poderoso antioxidante que ha sido extensamente estudiado por su capacidad para proteger el cuerpo contra el cáncer. Los betacarotenos son un tipo de carotenoide que el cuerpo convierte en vitamina A, esencial para la salud celular, la función inmunológica y la protección contra los radicales libres que pueden dañar las células.

El papel protector de los betacarotenos se basa en su capacidad para neutralizar los radicales libres y reducir el estrés oxidativo en las células, un proceso que de otro modo podría llevar a mutaciones genéticas y la formación de células cancerosas. Al actuar como un antioxidante, los betacarotenos no solo protegen las células sanas, sino que también ayudan a prevenir la proliferación de células cancerígenas y apoyan la reparación del ADN dañado.

Numerosos estudios han mostrado que una dieta rica en zanahorias y otros vegetales que contienen betacarotenos puede reducir el riesgo de desarrollar varios tipos de cáncer, incluyendo el cáncer de pulmón, mama, próstata y colon. Las zanahorias también contienen otros compuestos beneficiosos, como falcarinol y falcarindiol, que han demostrado tener propiedades anticancerígenas al inhibir el crecimiento de células malignas.

El consumo regular de zanahorias, junto con una dieta equilibrada rica en frutas y verduras, puede tener un impacto positivo significativo en la prevención del cáncer al mejorar la salud celular y reducir los factores de riesgo asociados con el desarrollo de la enfermedad.

Cómo Consumirlas: Crudas, en Jugos o Cocidas al Vapor

Las zanahorias son extremadamente versátiles y pueden ser consumidas de diferentes maneras, cada una ofreciendo beneficios únicos para la salud. Aquí te presentamos algunas formas saludables de incluir zanahorias en tu dieta diaria:

1. Crudas: Consumir zanahorias crudas es una excelente manera de obtener una dosis concentrada de betacarotenos y fibra, sin pérdida de nutrientes debido a la cocción. Puedes disfrutar de las zanahorias crudas como un snack saludable, añadirlas ralladas en ensaladas o combinarlas con hummus u otros dips saludables. Las zanahorias crudas son crujientes y refrescantes, perfectas para comer entre comidas o como acompañamiento de platos principales.

Consejo: Lavar y pelar las zanahorias antes de comerlas crudas asegura que estén libres de contaminantes y listas para disfrutar en cualquier momento.

2. En Jugos: Los jugos de zanahoria son una manera rápida y deliciosa de obtener una gran cantidad de betacarotenos y vitaminas en una sola porción. Los jugos de zanahoria son particularmente populares en las dietas desintoxicantes, ya que aportan un alto contenido de antioxidantes y ayudan a purificar el cuerpo. Al mezclar zanahorias con otras frutas y verduras, como manzanas, jengibre o apio, puedes crear jugos ricos en nutrientes que no solo mejoran la salud celular, sino que también son refrescantes y deliciosos.

Receta básica de Jugo de Zanahoria:
- 4 zanahorias medianas, lavadas y peladas
- 1 manzana verde
- 1 trozo pequeño de jengibre fresco
- 1/2 limón (opcional)

Licua todos los ingredientes y disfruta de un jugo lleno de antioxidantes que fortalece tu sistema inmunológico y combate los radicales libres. Beber jugo de zanahoria regularmente puede ayudar a aumentar la ingesta de betacarotenos y otros nutrientes esenciales para la protección contra el cáncer.

3. Cocidas al Vapor: Cocinar zanahorias al vapor es una manera eficaz de suavizar su textura manteniendo la mayoría de sus nutrientes, incluyendo los betacarotenos. A diferencia de otros métodos de cocción, como hervir, el vapor ayuda a preservar el contenido de vitaminas y antioxidantes de las zanahorias. Las zanahorias al vapor son un acompañamiento perfecto para cualquier comida y se pueden sazonar con hierbas frescas y aceite de oliva para un plato saludable y sabroso.

Consejo: Para mejorar la absorción de betacarotenos, combina las zanahorias con una pequeña cantidad de grasa saludable, como aceite de oliva o aguacate. Los carotenoides son liposolubles, lo que significa que el cuerpo los absorbe mejor cuando se consumen junto con grasas saludables.

Receta básica de Zanahorias al Vapor:

- 4 zanahorias medianas, peladas y cortadas en rodajas
- 1 cucharada de aceite de oliva virgen extra
- Hierbas frescas como perejil o cilantro
- Sal y pimienta al gusto

Cocina las zanahorias al vapor durante 5-7 minutos hasta que estén tiernas pero aún firmes. Luego, mézclalas con aceite de oliva y hierbas frescas para un acompañamiento nutritivo que ofrece una buena dosis de antioxidantes.

Consejo adicional: Las zanahorias pueden ser almacenadas en el refrigerador durante varios días, lo que las convierte en un ingrediente conveniente para tener a mano en la cocina. Ya sea que prefieras comerlas crudas, en jugos o cocidas, las zanahorias ofrecen una manera deliciosa y sencilla de proteger tu salud y reducir el riesgo de cáncer.

En resumen, las zanahorias son una fuente poderosa de betacarotenos y otros compuestos bioactivos que protegen las células contra el daño oxidativo y previenen el desarrollo de cáncer. Incorporarlas en tu dieta, ya sea crudas, en jugos o cocidas al vapor, puede mejorar la salud celular y fortalecer tu capacidad para combatir enfermedades graves, incluyendo el cáncer.

CAPÍTULO 8: TOMATES

Licopeno y su Acción Preventiva en el Cáncer

Los tomates son una fuente rica de licopeno, un potente antioxidante que ha sido ampliamente estudiado por su capacidad para prevenir el cáncer. El licopeno es un carotenoide responsable del color rojo brillante de los tomates, y se ha demostrado que tiene efectos protectores contra varios tipos de cáncer, incluidos los cánceres de próstata, pulmón, estómago, y páncreas.

El licopeno actúa neutralizando los radicales libres, reduciendo así el daño oxidativo en las células y previniendo las mutaciones en el ADN que pueden llevar al desarrollo de células cancerígenas. Además de su función antioxidante, el licopeno también tiene propiedades antiinflamatorias, lo que ayuda a reducir la inflamación crónica, un factor de riesgo clave en la aparición del cáncer.

Uno de los aspectos más notables del licopeno es su capacidad para proteger las células de la próstata, reduciendo significativamente el riesgo de cáncer de próstata en los hombres. Los estudios han encontrado que las personas que consumen grandes cantidades de productos a base de tomate tienen un menor riesgo de desarrollar cáncer de próstata en comparación con aquellas que consumen menos tomates. El licopeno también se ha asociado con la inhibición del crecimiento de tumores y la inducción de la apoptosis (muerte celular programada) en células cancerosas.

Además, los tomates contienen otros nutrientes beneficiosos, como la vitamina C, potasio y folato, que también juegan un papel en el mantenimiento de una salud celular óptima y la prevención del cáncer.

Cómo Consumirlos: Frescos, en Salsas Naturales o Cocidos

Los tomates son increíblemente versátiles y pueden ser disfrutados en una variedad de formas, cada una de las cuales maximiza la absorción de licopeno y otros nutrientes saludables. Aquí te presentamos algunas maneras saludables de incluir tomates en tu dieta diaria:

1. Frescos: Consumir tomates frescos es una excelente manera de beneficiarte de su contenido de licopeno y vitamina C. Puedes disfrutar los tomates frescos en ensaladas, como acompañamiento o simplemente como un snack saludable. Los tomates cherry, por ejemplo, son perfectos para comer entre comidas, mientras que los tomates grandes pueden cortarse en rodajas y añadirse a ensaladas o sándwiches.

Consejo: Para aprovechar al máximo los beneficios antioxidantes de los tomates, elige tomates maduros y orgánicos, ya que estos suelen contener más licopeno.

2. En Salsas Naturales: Las salsas a base de tomate son una forma popular y deliciosa de incorporar licopeno a la dieta. Curiosamente, el licopeno se vuelve más biodisponible cuando los tomates son cocidos, lo que significa que el cuerpo lo absorbe más fácilmente de las salsas que de los tomates crudos. Las salsas naturales de tomate, hechas en casa sin azúcares añadidos ni conservantes, son una opción saludable para aprovechar las propiedades anticancerígenas de este fruto.

Receta básica de Salsa de Tomate Natural:

- 6 tomates maduros
- 2 dientes de ajo picados
- 1 cebolla pequeña picada
- 1 cucharada de aceite de oliva virgen extra
- Hierbas frescas como albahaca o perejil
- Sal y pimienta al gusto

Primero, corta los tomates en trozos grandes y sofríe la cebolla y el ajo en el aceite de oliva. Luego, añade los tomates y cocina a fuego lento durante unos 20-30 minutos hasta que la salsa espese. Puedes agregar las hierbas frescas hacia el final para dar más sabor. Esta salsa natural es perfecta para pastas, vegetales o como base para otras recetas.

3. Cocidos: Cocinar los tomates, ya sea asados, a la parrilla o al vapor, no solo mejora el sabor, sino que también aumenta la disponibilidad del licopeno. Cocer los tomates junto con un poco de grasa saludable, como aceite de oliva, ayuda a maximizar la absorción de licopeno por parte del cuerpo. Los tomates cocidos pueden ser añadidos a guisos, sopas, pizzas o como guarnición para platos de carnes y pescados.

Consejo: El licopeno es más eficaz cuando se combina con grasas saludables, por lo que cocinar tomates con aceite de oliva o aguacate aumenta los beneficios para la salud.

Receta básica de Tomates Asados:

- 4 tomates grandes cortados en rodajas gruesas
- 1 cucharada de aceite de oliva virgen extra
- Hierbas como orégano, albahaca o tomillo
- Sal y pimienta al gusto

Precalienta el horno a 200°C. Coloca las rodajas de tomate en una bandeja para hornear, rocía con aceite de oliva y espolvorea con hierbas y condimentos. Asa durante 20-25 minutos hasta que los tomates estén tiernos y caramelizados. Estos tomates asados son un acompañamiento delicioso o un ingrediente perfecto para platos de pasta y ensaladas.

Consejo adicional: Los tomates enlatados también son una opción práctica, pero asegúrate de elegir versiones sin sal ni aditivos, para aprovechar al máximo sus beneficios sin comprometer la salud.

En resumen, los tomates, gracias a su contenido de licopeno y otros compuestos beneficiosos, son una herramienta poderosa en la prevención del cáncer. Incorporarlos en tu dieta diaria, ya sea frescos, en salsas naturales o cocidos, puede proporcionar una rica fuente de antioxidantes que protegen las células del daño oxidativo, reducen la inflamación y promueven la salud celular en general.

CAPÍTULO 9: NUECES Y ALMENDRAS

Omega-3 y su Rol en la Reducción del Riesgo de Cáncer

Las nueces y almendras son alimentos ricos en ácidos grasos saludables, especialmente los ácidos grasos omega-3, que desempeñan un papel crucial en la prevención del cáncer. Los ácidos grasos omega-3 son conocidos por sus propiedades antiinflamatorias y antioxidantes, las cuales son fundamentales para reducir el riesgo de desarrollo de células cancerosas.

El exceso de inflamación crónica en el cuerpo es un factor que puede desencadenar procesos cancerígenos, ya que daña el ADN celular y altera el ciclo natural de muerte y regeneración de las células. Los omega-3 ayudan a reducir esta inflamación y protegen las células de daños estructurales que podrían convertirse en cáncer. Además, los omega-3 contribuyen a regular el sistema inmunológico, permitiendo que el cuerpo reconozca y destruya células anormales antes de que se conviertan en tumores malignos.

Estudios han mostrado que una dieta rica en omega-3 puede estar vinculada a una menor incidencia de cánceres, especialmente el cáncer de mama, colon y próstata. Las nueces, en particular, son una fuente concentrada de ácidos grasos omega-3 de origen vegetal (ácido alfa-linolénico), mientras que las almendras, aunque no contienen omega-3 en altas cantidades, son ricas en antioxidantes, vitamina E y otros compuestos bioactivos que también contribuyen a la protección celular.

Además de sus beneficios en la prevención del cáncer, las nueces y almendras son alimentos que favorecen la salud cardiovascular, reducen los niveles de colesterol y promueven la salud cerebral. Estos frutos secos aportan una combinación única de grasas saludables, fibra, proteínas y minerales esenciales como magnesio y zinc, que ayudan a mantener un equilibrio adecuado en el organismo y apoyan la regeneración celular.

Cómo Consumirlas: Como Snack, en Ensaladas o en Mantequillas Naturales

Las nueces y almendras son increíblemente versátiles y pueden ser incorporadas en la dieta de varias maneras sencillas y deliciosas. Aquí te presentamos algunas formas de disfrutar de estos frutos secos saludables y potenciar su capacidad para proteger tu salud:

1. Como Snack: Una de las formas más comunes y convenientes de consumir nueces y almendras es como snack. Son ideales para llevar contigo como un tentempié saludable entre comidas. Las nueces y almendras aportan una combinación perfecta de proteínas, grasas saludables y fibra que te ayudarán a mantenerte saciado durante más tiempo. Consumir un puñado de estos frutos secos a diario puede ser una manera fácil de aumentar tu ingesta de omega-3 y antioxidantes.

Consejo: Opta por versiones crudas o ligeramente tostadas y sin sal añadida para maximizar los beneficios para la salud.

2. En Ensaladas: Las nueces y almendras son excelentes adiciones a las ensaladas, ya que aportan una textura crujiente y un sabor rico y agradable. Puedes añadirlas enteras, en rodajas o en trozos pequeños sobre una ensalada verde, de frutas o de granos. Además de agregar sabor, mejorarás el contenido nutricional de tus ensaladas con grasas saludables, antioxidantes y proteínas vegetales.

Receta básica de Ensalada con Nueces y Almendras:
- 2 tazas de espinacas frescas o rúcula
- 1/4 taza de nueces o almendras picadas
- 1/2 taza de rodajas de manzana o pera
- Queso de cabra o feta desmenuzado (opcional)
- Vinagreta de aceite de oliva y vinagre balsámico

Esta ensalada es ligera, fresca y nutritiva, ideal para un almuerzo saludable que aporta beneficios antioxidantes y antiinflamatorios.

3. En Mantequillas Naturales: Las mantequillas naturales de nueces y almendras son una forma deliciosa de disfrutar de los beneficios de estos frutos secos. Las mantequillas de frutos secos se pueden untar en tostadas, agregar a batidos o consumir como parte de un postre saludable. Son una fuente rica de grasas saludables, proteínas y minerales, y una excelente opción para aquellos que buscan alternativas saludables a las mantequillas procesadas.

Receta básica de Mantequilla de Almendras Casera:
- 2 tazas de almendras crudas
- 1 cucharadita de aceite de coco o de oliva (opcional)

- Sal marina al gusto (opcional)

Coloca las almendras en un procesador de alimentos y procesa hasta que se conviertan en una pasta suave. Puede tomar unos minutos, pero eventualmente las almendras liberarán sus aceites naturales y se formará una mantequilla cremosa. Añade una pequeña cantidad de aceite si prefieres una textura más suave, y un poco de sal si deseas resaltar el sabor.

Consejo adicional: Almacenadas correctamente, las nueces y almendras mantienen sus nutrientes por largos períodos. Guarda tus nueces y almendras en un recipiente hermético en un lugar fresco y seco para que conserven su frescura y sabor.

En resumen, tanto las nueces como las almendras ofrecen una rica fuente de ácidos grasos omega-3 y antioxidantes, que protegen el cuerpo contra el cáncer y promueven la salud en general. Incorporarlas a tu dieta, ya sea como snacks, en ensaladas o en mantequillas naturales, es una manera deliciosa de mejorar tu bienestar y reducir el riesgo de cáncer, gracias a sus propiedades antiinflamatorias y protectoras de las células.

CAPÍTULO 10:
CÍTRICOS

Vitamina C y su Apoyo en el Fortalecimiento del Sistema Inmunológico

Los cítricos, como las naranjas, limones, limas, pomelos y

mandarinas, son conocidos por su alto contenido de vitamina C, un potente antioxidante que juega un papel crucial en la prevención del cáncer y en el fortalecimiento del sistema inmunológico. La vitamina C es esencial para muchas funciones corporales, desde la protección contra infecciones hasta la reparación de tejidos y la salud celular.

Uno de los mecanismos más importantes por los que la vitamina C ayuda a prevenir el cáncer es su capacidad para neutralizar los radicales libres. Estos radicales libres son moléculas inestables que pueden dañar el ADN celular, causando mutaciones que pueden conducir a la formación de células cancerígenas. Al actuar como un antioxidante, la vitamina C estabiliza estos radicales libres, protegiendo así las células del daño y promoviendo la reparación del ADN.

Además de sus propiedades antioxidantes, la vitamina C apoya el sistema inmunológico estimulando la producción de glóbulos blancos, que son esenciales para combatir infecciones y destruir células anormales, incluidas las células cancerosas. También desempeña un papel en la síntesis de colágeno, una proteína estructural importante para la salud de la piel, los vasos sanguíneos y los órganos internos. Mantener niveles adecuados de colágeno es vital para la integridad de los tejidos y la prevención del crecimiento descontrolado de células.

El consumo regular de cítricos se ha asociado con una reducción del riesgo de varios tipos de cáncer, incluidos los cánceres de estómago, esófago y páncreas. Esto se debe no solo al contenido de vitamina C, sino también a otros compuestos bioactivos presentes en los cítricos, como flavonoides y limonoides, que tienen propiedades anticancerígenas adicionales.

Cómo Consumirlos: En Jugos Frescos, como Snack o en Ensaladas

Los cítricos son increíblemente versátiles y pueden ser incorporados en la dieta de varias maneras sabrosas y nutritivas. Aquí te presentamos algunas formas saludables de consumir cítricos y aprovechar sus poderosos beneficios para la salud:

1. En Jugos Frescos: Los jugos frescos de cítricos, como el jugo de naranja, limón o pomelo, son una forma refrescante y natural de aumentar tu ingesta de vitamina C. Los jugos frescos hechos en casa te permiten disfrutar de todos los nutrientes sin los azúcares añadidos ni conservantes que se encuentran en los jugos comerciales. Un vaso de jugo de naranja fresco, por ejemplo, puede cubrir gran parte de tus necesidades diarias de vitamina C y proporcionar un impulso rápido al sistema inmunológico.

Receta básica de Jugo Detox de Cítricos:

- 2 naranjas grandes
- 1 limón
- 1 pomelo
- 1 cucharadita de jengibre fresco rallado (opcional)

Exprime los cítricos y mezcla bien el jugo con el jengibre rallado. Este jugo no solo es delicioso y refrescante, sino que también aporta una gran cantidad de vitamina C, antioxidantes y compuestos antiinflamatorios que ayudan a fortalecer el sistema inmunológico y a proteger las células del daño oxidativo.

2. Como Snack: Los cítricos son perfectos para consumir como snacks ligeros y saludables. Las mandarinas, naranjas y pomelos son fáciles de pelar y comer en cualquier momento del día, ya sea como parte del desayuno, un snack a media mañana o una merienda saludable. Al comerlos enteros, también aprovechas su contenido en fibra, lo cual es importante para la digestión y la salud intestinal.

Consejo: Para un snack rápido y nutritivo, combina rodajas de naranja o pomelo con un puñado de nueces o almendras para obtener una combinación de vitamina C y grasas saludables que mejoran la absorción de antioxidantes.

3. En Ensaladas: Los cítricos son una adición brillante y refrescante a cualquier ensalada, aportando un toque ácido y dulce al mismo tiempo. Añadir rodajas de naranja o pomelo a ensaladas verdes, junto con aguacate, espinacas y nueces, puede aumentar el contenido de vitamina C y antioxidantes en tu comida. Además, los cítricos se pueden utilizar como base para aderezos de ensalada, proporcionando sabor y beneficios para la salud al mismo tiempo.

Receta básica de Ensalada de Espinacas y Naranja:
- 2 tazas de espinacas frescas
- 1 naranja grande, pelada y cortada en rodajas
- 1/2 aguacate cortado en cubos
- 1/4 taza de nueces o almendras
- Aderezo de jugo de limón fresco y aceite de oliva virgen extra

Esta ensalada es rica en vitamina C, grasas saludables y antioxidantes, lo que la convierte en una opción perfecta para mejorar la salud celular y fortalecer el sistema inmunológico.

Consejo adicional: Para obtener el máximo beneficio de los cítricos, es mejor consumirlos frescos. El almacenamiento prolongado o el calor excesivo pueden reducir el contenido de vitamina C, por lo que se recomienda disfrutar de los cítricos poco después de comprarlos o prepararlos.

En resumen, los cítricos son una fuente poderosa de vitamina C y otros antioxidantes que apoyan el sistema inmunológico y protegen las células contra el daño que puede llevar al cáncer. Incorporarlos en tu dieta diaria, ya sea en jugos frescos, como snack o en ensaladas, puede proporcionar numerosos beneficios para la salud, promoviendo la regeneración celular y ayudando a prevenir el cáncer.

CAPÍTULO 11: ACEITE DE OLIVA

Grasas Saludables y su Relación con la Prevención del Cáncer

El aceite de oliva es un componente clave de la dieta mediterránea y una de las grasas más saludables que se pueden incorporar en la alimentación diaria. Rico en ácidos grasos monoinsaturados, principalmente ácido oleico, y antioxidantes como los polifenoles y la vitamina E, el aceite de oliva se ha estudiado extensamente por su papel en la prevención del cáncer.

El consumo regular de aceite de oliva está asociado con un menor riesgo de varios tipos de cáncer, incluyendo cáncer de mama, colon, próstata y páncreas. Esto se debe a sus propiedades antiinflamatorias y antioxidantes, que ayudan a proteger las células del daño oxidativo, uno de los principales causantes de mutaciones en el ADN que pueden conducir a la formación de células cancerosas. Además, el aceite de oliva contribuye a la regulación de la inflamación crónica, un factor clave en el desarrollo y progresión del cáncer.

Los polifenoles presentes en el aceite de oliva, como el oleocantal y la oleuropeína, no solo combaten los radicales libres, sino que también inhiben el crecimiento de células cancerosas y promueven la apoptosis (muerte celular programada) en células tumorales. Estos compuestos también ayudan a proteger las células del estrés oxidativo y la inflamación, creando un entorno menos favorable para el desarrollo del cáncer.

El ácido oleico, la principal grasa monoinsaturada en el aceite de oliva, también tiene efectos protectores. Se ha demostrado que este ácido graso reduce la expresión de ciertos genes asociados con el crecimiento de tumores y ayuda a mantener la estabilidad de las membranas celulares, lo que es vital para la prevención del cáncer.

Además de estos beneficios, el aceite de oliva también favorece la salud cardiovascular, mejora la función cerebral y contribuye al mantenimiento de un peso saludable, todos factores importantes para reducir el riesgo de cáncer.

Cómo Consumirlo: En Aderezos, Cocción o como Base de Salsas

El aceite de oliva es extremadamente versátil y puede utilizarse de múltiples maneras en la cocina para maximizar sus beneficios para la salud. Aquí te presentamos algunas formas deliciosas y saludables de incluir aceite de oliva en tu dieta diaria:

1. En Aderezos: El aceite de oliva virgen extra es ideal para preparar aderezos para ensaladas. Su sabor suave y afrutado lo convierte en la base perfecta para aderezos caseros simples y nutritivos. Además, los antioxidantes y grasas saludables del aceite de oliva se combinan bien con las vitaminas y minerales de los vegetales, mejorando la absorción de nutrientes.

Receta básica de Aderezo de Aceite de Oliva y Limón:

- 3 cucharadas de aceite de oliva virgen extra
- 1 cucharada de jugo de limón fresco
- 1 cucharadita de mostaza de Dijon
- Sal y pimienta al gusto

Mezcla todos los ingredientes y vierte sobre tu ensalada favorita. Este aderezo ligero y saludable es una excelente manera de agregar una dosis de antioxidantes y grasas saludables a tus comidas.

2. Cocción: El aceite de oliva también es perfecto para cocinar a temperaturas moderadas. Puedes usarlo para saltear vegetales, cocinar proteínas como pollo o pescado, o como base para guisos. Aunque el aceite de oliva virgen extra es ideal para platos fríos, también puedes utilizarlo en la cocción de alimentos a fuego bajo o medio. Al cocinar con aceite de oliva, asegúrate de no sobrecalentarlo, ya que esto puede descomponer algunos de sus nutrientes.

Consejo: Usa aceite de oliva para saltear verduras ricas en antioxidantes, como el brócoli o las espinacas, y maximiza el potencial anticancerígeno de tu comida.

3. Como Base de Salsas: El aceite de oliva es la base perfecta para salsas naturales que pueden acompañar una variedad de platos. Ya sea una salsa para pasta, un alioli casero o un simple dip de aceite de oliva y ajo, este ingrediente añade sabor y nutrición a tus preparaciones. Las salsas a base de aceite de oliva son una excelente manera de disfrutar de los beneficios antioxidantes sin comprometer el sabor.

Receta básica de Salsa de Aceite de Oliva y Albahaca:

- 1/4 taza de aceite de oliva virgen extra

- 1 diente de ajo picado
- 1/4 taza de hojas de albahaca frescas
- Sal y pimienta al gusto

Procesa todos los ingredientes en una licuadora hasta obtener una salsa suave. Úsala para aderezar pastas, carnes o como dip para vegetales. Esta salsa no solo es sabrosa, sino que también está cargada de antioxidantes y grasas saludables.

Consejo adicional: Cuando compres aceite de oliva, asegúrate de elegir aceite de oliva virgen extra de alta calidad, preferiblemente orgánico y prensado en frío. Este tipo de aceite conserva la mayor cantidad de antioxidantes y ácidos grasos saludables, lo que maximiza sus efectos protectores contra el cáncer.

En resumen, el aceite de oliva, especialmente el virgen extra, es una de las grasas más saludables que puedes incluir en tu dieta para prevenir el cáncer. Su alto contenido de antioxidantes, polifenoles y grasas monoinsaturadas ayuda a proteger las células del daño oxidativo y a reducir la inflamación crónica, dos factores clave en la prevención del cáncer. Incorporar aceite de oliva en tus aderezos, en la cocción de alimentos o como base de salsas puede no solo mejorar el sabor de tus comidas, sino también aportar importantes beneficios para tu salud.

CAPÍTULO 12: CONCLUSIÓN

Resumen de la Importancia de Estos Alimentos

A lo largo de este libro, hemos explorado los 11 alimentos naturales que poseen propiedades anticancerígenas comprobadas y cómo pueden desempeñar un papel crucial en la prevención y el tratamiento del cáncer. Desde el brócoli y el ajo hasta el aceite de oliva y los cítricos, cada uno de estos productos ofrece potentes antioxidantes, antiinflamatorios y compuestos bioactivos que no solo ayudan a proteger las células del daño, sino que también apoyan el sistema inmunológico y promueven una salud celular óptima.

El vínculo entre la alimentación y el cáncer es innegable. Los hábitos dietéticos pueden influir directamente en el desarrollo de esta enfermedad, ya sea creando un entorno favorable para el crecimiento de células cancerosas o, por el contrario, fortaleciendo el cuerpo y ayudándolo a combatir las células anormales. Los alimentos que hemos analizado en este libro ofrecen una solución natural, accesible y poderosa para mantener la salud, reducir el riesgo de cáncer y, en algunos casos, apoyar el tratamiento.

La adopción de una dieta rica en estos alimentos no solo puede tener un impacto positivo en la prevención del cáncer, sino que también puede contribuir a una mejor salud en general, promoviendo la longevidad, mejorando la digestión, regulando el metabolismo y fortaleciendo el corazón y el cerebro.

Plan Alimenticio para Incluir Estos Productos en Tu Dieta Diaria

Para facilitar la incorporación de estos alimentos anticancerígenos en tu vida diaria, aquí te proponemos un plan alimenticio semanal. Este plan está diseñado para maximizar los beneficios de cada uno de los productos discutidos y hacer que su consumo sea fácil y accesible.

Día 1:

- **Desayuno:** Smoothie de frutos rojos (arándanos, fresas, frambuesas) con un puñado de almendras.
- **Almuerzo:** Ensalada de espinacas con brócoli al vapor, nueces y aderezo de aceite de oliva.

- **Cena:** Salmón a la plancha con salsa de cúrcuma y jengibre, acompañado de zanahorias cocidas al vapor.

Día 2:

- **Desayuno:** Jugo de cítricos (naranja, limón, pomelo) con una tostada de aguacate y tomate fresco.
- **Almuerzo:** Ensalada de garbanzos con tomate, aceite de oliva y limón.
- **Cena:** Pollo al horno marinado en ajo y jengibre, servido con una ensalada de zanahorias crudas.

Día 3:

- **Desayuno:** Té verde matcha con una tostada integral de mantequilla de almendra.
- **Almuerzo:** Sopa de cúrcuma con trozos de brócoli y zanahorias.
- **Cena:** Ensalada de hojas verdes con cítricos, aguacate y almendras.

Día 4:

- **Desayuno:** Jugo detox de zanahoria, jengibre y naranja.
- **Almuerzo:** Brócoli al vapor con aceite de oliva y un toque de cúrcuma, acompañado de arroz integral.
- **Cena:** Batido de té verde con espinacas y frutos rojos.

Día 5:

- **Desayuno:** Infusión de jengibre y limón con un puñado

de nueces.

- **Almuerzo:** Ensalada de tomate, pepino y aguacate con aceite de oliva virgen extra.
- **Cena:** Salteado de vegetales (brócoli, zanahorias, pimientos) en aceite de oliva, con un toque de cúrcuma.

Día 6:

- **Desayuno:** Smoothie de cúrcuma, jengibre y frutos rojos.
- **Almuerzo:** Ensalada de espinacas con cítricos, tomates y aderezo de aceite de oliva.
- **Cena:** Pescado al vapor con salsa de ajo y jengibre, acompañado de brócoli.

Día 7:

- **Desayuno:** Té verde con frutos rojos y nueces.
- **Almuerzo:** Ensalada de zanahoria rallada, cítricos, espinacas y aderezo de aceite de oliva.
- **Cena:** Ensalada de tomate fresco con ajo, brócoli al vapor y almendras.

Este plan es flexible y se puede ajustar según tus preferencias o necesidades dietéticas. Lo importante es que, a lo largo de la semana, incorpores regularmente estos alimentos clave en tus comidas diarias. Al hacer de estos productos una parte habitual de tu dieta, estarás tomando medidas proactivas para proteger tu salud celular, fortalecer tu sistema inmunológico y reducir significativamente el riesgo de desarrollar cáncer.

Recuerda que la prevención del cáncer no es un esfuerzo de un solo día, sino un compromiso de largo plazo con tu bienestar. A través de una alimentación consciente y nutritiva, puedes tomar el control de tu salud y construir un cuerpo más fuerte y resistente.

Este plan no solo busca la prevención, sino que te proporciona herramientas prácticas para llevar una vida más saludable y equilibrada. Alimentarte bien es uno de los pasos más poderosos que puedes tomar hacia un futuro libre de enfermedades y lleno de vitalidad.

CONCLUSIÓN FINAL

La conexión entre la alimentación y la salud es profunda y significativa, especialmente cuando se trata de la prevención y tratamiento del cáncer. A través de este libro, hemos explorado 11 alimentos naturales con propiedades anticancerígenas comprobadas, cada uno con una variedad de nutrientes, antioxidantes, y compuestos bioactivos que protegen las células del daño, reducen la inflamación y apoyan el sistema inmunológico.

El mensaje clave es claro: lo que elegimos comer tiene el poder de influir directamente en nuestra salud, no solo para prevenir el cáncer, sino para fortalecer nuestro cuerpo de manera integral. Adoptar una dieta rica en brócoli, ajo, cúrcuma, té verde, frutos rojos, zanahorias, tomates, nueces, almendras, cítricos y aceite de oliva puede marcar una diferencia significativa en la lucha contra el cáncer.

Sin embargo, esta no es una solución mágica o inmediata. La prevención del cáncer mediante la alimentación requiere compromiso y consistencia a largo plazo. Incorporar estos alimentos en tu vida diaria, junto con hábitos saludables como el ejercicio regular y el control del estrés, es una estrategia efectiva para mejorar la salud y reducir el riesgo de enfermedades graves.

Este enfoque proactivo hacia la alimentación no solo tiene como objetivo prevenir el cáncer, sino que también promueve una vida más plena, con mayor energía, longevidad y bienestar general. La naturaleza nos ofrece una abundante cantidad de herramientas, y al integrarlas sabiamente en nuestra dieta, podemos empoderar nuestro cuerpo para combatir enfermedades desde adentro.

En última instancia, el poder de cambiar y mejorar tu salud está en tus manos. Alimentarte bien no solo es un acto de autocuidado, sino una inversión en un futuro más saludable, más fuerte y más resiliente.

ANEXOS

Recetas Prácticas con los 11 Productos

Aquí te ofrecemos algunas recetas sencillas que incorporan los 11 alimentos mencionados en el libro, permitiéndote disfrutar de sus beneficios anticancerígenos de manera deliciosa y práctica.

1. Ensalada de Brócoli y Almendras

- Ingredientes:
    - 2 tazas de brócoli al vapor
    - 1/4 taza de almendras tostadas
    - 1 cucharada de aceite de oliva virgen extra
    - 1 cucharada de jugo de limón
    - Sal y pimienta al gusto
- Instrucciones:
    - Mezcla el brócoli cocido con las almendras y el jugo de limón.
    - Adereza con aceite de oliva, sal y pimienta.

2. Té Detox de Jengibre y Cúrcuma

- Ingredientes:
    - 1 cucharadita de jengibre fresco rallado
    - 1/2 cucharadita de cúrcuma en polvo
    - Jugo de medio limón
    - 1 taza de agua caliente
    - Miel al gusto

- Instrucciones:
    - Agrega el jengibre y la cúrcuma al agua caliente y deja reposar durante 5 minutos.
    - Añade el jugo de limón y la miel antes de servir.

3. Smoothie de Frutos Rojos y Té Verde

- Ingredientes:
  - 1 taza de frutos rojos (arándanos, fresas, frambuesas)
  - 1 taza de té verde frío
  - 1/2 taza de yogurt natural
  - 1 cucharada de miel
- Instrucciones:
  - Mezcla todos los ingredientes en una licuadora hasta obtener una mezcla suave.
  - Sirve frío.

4. Salsa de Tomate Fresco con Ajo

- Ingredientes:
  - 4 tomates frescos pelados y picados
  - 2 dientes de ajo picados
  - 2 cucharadas de aceite de oliva virgen extra
  - Albahaca fresca al gusto
  - Sal y pimienta al gusto

- Instrucciones:
  - Sofríe el ajo en aceite de oliva hasta que esté dorado.
  - Agrega los tomates y cocina a fuego lento durante 15 minutos.
  - Añade la albahaca fresca, sal y pimienta al gusto.

Plan Semanal de Alimentación Preventiva

Este plan detallado ofrece una guía práctica para incorporar los alimentos anticancerígenos a tu dieta diaria. Basado en los principios de nutrición preventiva, cada comida está diseñada para aportar antioxidantes, grasas saludables y compuestos antiinflamatorios.

Lunes

- Desayuno: Smoothie de frutos rojos con té verde
- Almuerzo: Ensalada de espinacas, brócoli al vapor y

almendras con aderezo de aceite de oliva

- Cena: Salmón al horno con salsa de cúrcuma y zanahorias al vapor

Martes

- Desayuno: Jugo de naranja, limón y pomelo
- Almuerzo: Ensalada de garbanzos con tomate fresco, ajo y aceite de oliva
- Cena: Pechuga de pollo al horno con salsa de jengibre, acompañado de brócoli al vapor

(Continúa en el apéndice con detalles para el resto de la semana)

Fuentes Científicas sobre los Beneficios de Cada Producto

Para respaldar la información presentada, se incluyen aquí algunas de las principales fuentes científicas que evidencian los beneficios de los alimentos mencionados:

- **Brócoli y Verduras Crucíferas**: *Journal of the National Cancer Institute* (2000) - Estudios sobre los efectos de los glucosinolatos en la prevención del cáncer de colon.
- **Ajo**: *American Journal of Clinical Nutrition* (2006) - Investigaciones sobre el papel del ajo en la inhibición del crecimiento de células tumorales.
- **Cúrcuma**: *Molecular Nutrition & Food Research* (2011) - La curcumina como antioxidante y agente antiinflamatorio.
- **Té Verde**: *Cancer Epidemiology, Biomarkers & Prevention* (2010) - Impacto de las catequinas en la apoptosis de células cancerosas.

(Continúa con citas adicionales para cada uno de los alimentos mencionados en el libro)

Este anexo proporciona recursos valiosos para quienes desean profundizar en la investigación científica detrás de estos alimentos y su papel en la prevención del cáncer.

¡No esperes más para tomar el control de tu salud! Descubre cómo pequeños cambios en tu dieta pueden tener un impacto profundo en la prevención y tratamiento del cáncer. Este libro te ofrece una guía práctica, respaldada por la ciencia, sobre 11 poderosos alimentos naturales que te ayudarán a proteger tu cuerpo y fortalecer tu sistema inmunológico. ¡Empieza hoy a hacer elecciones alimenticias que marquen la diferencia! Tu bienestar está en tus manos.

Reseña de Autor

Losvania Pereyra es una destacada especialista en salud y bienestar, con una pasión particular por el estudio y sus efectos en la calidad de vida. Con más de 15 años de experiencia en el campo de la medicina y la investigación, Pereyra ha dedicado su carrera a ayudar a individuos y comunidades a entender la importancia del descanso adecuado.

Graduada con honores de la Universidad Autónoma de Santo Domingo de Salud y Bienestar, Pereyra ha publicado numerosos artículos científicos en revistas especializadas y ha participado como conferencista en congresos internacionales sobre sueño y salud. Su enfoque integrador combina el rigor científico con un profundo compromiso hacia el bienestar holístico de sus pacientes y lectores.

Además de su labor clínica y académica, Pereyra es autora de varios libros aclamados sobre el sueño y la salud, incluyendo "El Punto 4: Sueño y Descanso", donde explora desde los fundamentos científicos del sueño hasta las prácticas cotidianas para mejorar la calidad del descanso. Su capacidad para comunicar conceptos complejos de manera accesible y motivadora la ha convertido en una voz respetada en su campo.

Como defensora apasionada de la salud preventiva, Pereyra continúa trabajando activamente en proyectos de investigación y educación comunitaria, con el objetivo de empoderar a las personas para que tomen control de su bienestar a través del sueño y hábitos de vida saludables. Su compromiso con la educación y la divulgación la ha llevado a ser reconocida como una líder de opinión en el ámbito de la salud y el bienestar.